EL LIBRO DE COCINA DE LA DIETA CETOGÉNICA

REINICIE SU METABOLISMO RÁPIDAMENTE CON LAS MEJORES, MÁS FÁCILES Y EFECTIVAS RECETAS KETO.

(SPANISH EDITION)

Esmeralda Muñoz

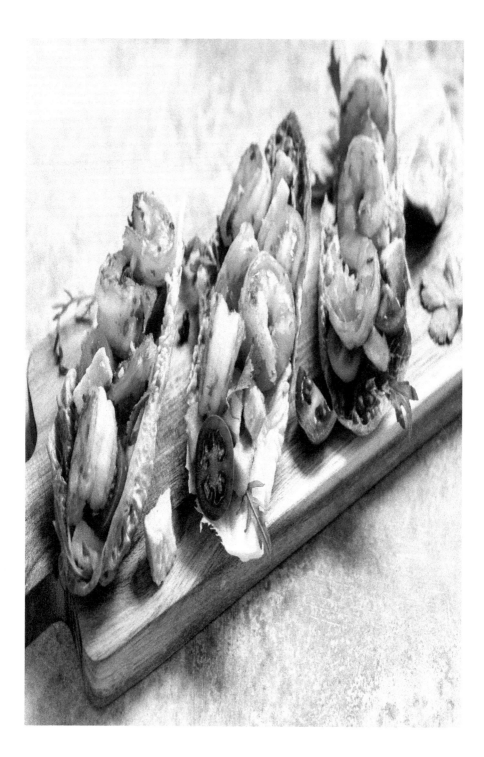

Tabla de contenidos

Chapter 1.   Recetas para el desayuno

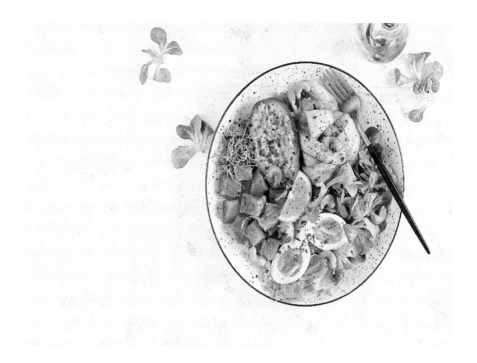

1. Tazón de batido de súper comida

Tiempo de preparación: 10 minutos.

Tiempo de cocción: 0 minutos

Porciones: 2

Ingredientes:

- 2 tazas de espinacas frescas

- 1 aguacate mediano

- 1 cucharada de colágeno en polvo sin sabor

- 1 cucharada de polvo de aceite MCT

- ¼ taza Eritritol

- 2 cucharadas. jugo de limón fresco

- 1 taza de leche de almendras sin azúcar

- ¼ taza de cubitos de hielo

Preparación:

1. Usando una licuadora de alta velocidad, agrega todos los ingredientes y presiona hasta que quede suave.

2. Transfiere a 2 tazones para servir y sirva con su aderezo favorito.

Nutrición:

304 calorías

12 g de carbohidratos

17g de proteína

2. Gachas de avena con textura de nuez

Tiempo de preparación: 15 minutos.

Tiempo de cocción: 35 minutos.

Porciones: 5

Ingredientes:

- ½ taza de nueces

- ½ taza de nueces

- ¼ taza de semillas de girasol

- ¼ taza de semillas de chía

- ¼ taza de copos de coco sin azúcar

- 4 tazas de leche de almendras sin azúcar

- ½ cucharadita canela molida

- ¼ de cucharadita Jengibre molido

- 1 cucharadita polvo de stevia

- 1 cucharada. manteca

Preparación:

1. En un procesador de alimentos, coloca las nueces, las nueces y las semillas de girasol y presione hasta que se forme una mezcla que se desmorona.

2. En una sartén grande, agrega la mezcla de nueces, semillas de chía, hojuelas de coco, leche de almendras, especias y polvo de stevia a fuego medio y cocine a fuego lento, revolviendo con frecuencia.

3. Selecciona el fuego a bajo y cocine a fuego lento durante unos 20-30 minutos, revolviendo con frecuencia.

4. Retira del fuego y servir caliente con la cobertura de mantequilla.

Nutrición:

269 calorías

8,6 g de carbohidratos

7 g de proteína

3. Croquetas de coliflor con queso

Tiempo de preparación: 10 minutos.

Tiempo de cocción: 16 minutos.

Porciones: 4

Ingredientes:

- 2 taza de floretes de coliflor

- 2 cucharaditas de ajo molido

- ½ taza de cebolla picada

- ¾ cucharadita de mostaza

- ½ cucharadita de sal

- ½ cucharadita pimienta

- 2 cucharadas de manteca

- ¾ taza de queso cheddar rallado

Preparación:

1. Coloca la mantequilla en un recipiente apto para microondas y luego derrite la mantequilla. Deja enfriar. Coloca los floretes de coliflor en un procesador de alimentos y luego procese hasta que

quede suave y se desmorone. Transfiere las migajas de coliflor a un tazón y luego agrega la cebolla picada y el queso.

2. Sazone con ajo picado, mostaza, sal y pimienta y luego vierta mantequilla derretida sobre la mezcla. Forma bolas medianas con la mezcla de coliflor y luego colóquelas en la freidora.

3. Prepara la Air Fryer a 204 °C (400 °F) y cocina las croquetas de coliflor durante 14 minutos.

4. Para conseguir un color más dorado, cuece las croquetas de coliflor durante 2 minutos más.

5. Sirve y disfruta con salsa de tomate casera.

Nutrición:

160 calorías

13 g de grasa:

6 g de proteína

4. Sobres de espinacas en queso

Tiempo de preparación: 15 minutos.

Tiempo de cocción: 30 minutos.

Porciones: 8

Ingredientes:

- 3 taza de queso crema

- 1½ taza de harina de coco

- 3 yemas de huevo

- 2 huevos

- ½ taza de queso cheddar

- 2 tazas de espinacas al vapor

- ¼ de cucharadita sal

- ½ cucharadita de pimienta

- ¼ taza de cebolla picada

Preparación:

1. Coloca el queso crema en un tazón y luego bata hasta que esté suave y esponjoso. Agrega las yemas de huevo al tazón para mezclar y luego continúa batiendo hasta que se incorporen.

2. Agrega la harina de coco a la mezcla de queso y luego mezcle hasta que se convierta en una masa suave. Coloque la masa sobre una superficie plana y luego enrolle hasta que quede fina. Cortar la masa fina en 8 cuadrados y luego guardar. Rompe los huevos y luego colócalos en un bol. Sazone con sal, pimienta y queso rallado y luego mezcle bien. Agregue la espinaca picada y la cebolla a la mezcla de huevo y luego revuelva hasta que se combinen.

3. Pon el relleno de espinacas en una masa cuadrada y luego doblar hasta formar un sobre. Repita con el resto del relleno de espinacas y la masa. Pega con agua. Precalienta una freidora a 425 °F (218 °C). Coloca los sobres de espinacas en la Air Fryer y luego cocine durante 12 minutos o hasta que estén ligeramente dorados.

4. Retira de la Air Fryer y luego servir tibio. ¡Disfrutar!

Nutrición:

365 calorías

34 g de grasa

10 g de proteína

5. Rebanadas de hongos con queso

Tiempo de preparación: 9 minutos

Tiempo de cocción: 15 minutos.

Porciones: 8

Ingredientes:

- 2 taza de champiñones picados

- 2 huevos

- ¾ taza de harina de almendra

- ½ taza queso cheddar rallado

- 2 cucharadas manteca

- ½ cucharadita pimienta

- ¼ de cucharadita sal

Preparación:

1. Coloca la mantequilla en un recipiente apto para microondas y luego derrita la mantequilla.

2. Coloca los champiñones picados en un procesador de alimentos y luego agrega los huevos, la harina de almendras y el queso cheddar.

3. Sazona con sal y pimienta y luego vierta la mantequilla derretida en el procesador de alimentos. Procesa hasta que esté mezclado. Transfiera a un molde para pan de silicona y luego extienda uniformemente.

4. Precalienta una freidora de aire a 375 °F (191 °C).

5. Coloque el molde para pan en la rejilla de la Air Fryer y cocine durante 15 minutos. Una vez que esté listo, retírelo de la Air Fryer y déjelo enfriar.

6. Cortar el pan de champiñones en rodajas y servir.

Nutrición:

365 calorías

34 g de grasa

10 g de proteína

6. Papas fritas vegetarianas

Tiempo de preparación: 9 minutos

Tiempo de cocción: 11 minutos.

Porciones: 4

Ingredientes:

- 10 espárragos orgánicos medianos

- 3 cucharadas Mayonesa, entera

- 1 cucharada de pimiento rojo asado orgánico, picado

- ¼ de taza harina de almendras

- ½ cucharadita de ajo en polvo

- ½ cucharadita de pimentón ahumado

- 2 cucharadas de perejil picado

- - ½ taza de queso parmesano, rallado y sin grasa

- 2 huevos ecológicos, batidos

Preparación:

1. Po el horno a 425 °F y precaliente. Mientras tanto, coloque el queso en un procesador de alimentos, agregue el ajo y el perejil y presione durante 1 minuto hasta que se forme una mezcla fina.

2. Agrega la harina de almendras, pulsa durante 30 segundos hasta que se mezcle, luego vierte la mezcla en un tazón y sazona con pimentón. Batir los huevos en un plato poco profundo.

3. Trabajando en una lanza de espárragos a la vez, primero sumérjale en la mezcla de huevo, luego cúbrala con la mezcla de parmesano y colóquela en una bandeja para hornear.

4. Sumerja y cubra más espárragos de la misma manera, luego colóquelos en una bandeja para hornear, a una pulgada de distancia, y hornee en el horno durante 10 minutos o hasta que los espárragos estén tiernos y bien dorados.

5. Mientras tanto, coloca la mayonesa en un tazón, agregue el pimiento rojo y bata hasta que esté combinado y enfríe la salsa en el refrigerador hasta que se requiera. Sirve los espárragos con la salsa preparada.

Nutrición:

453 calorías

33 g de grasa

19 g de proteína

7. Tallarines de calabacín

Tiempo de preparación: 5 minutos.

Tiempo de cocción: 6 minutos.

Porciones: 2

Ingredientes:

- 2 calabacín mediano, cortado en forma de fideos

- 2 cucharadas de mantequilla, sin sal

- 1 ½ cucharada de ajo picado

- 3/4 taza de queso parmesano rallado

- ½ cucharadita de sal marina

- ¼ de cucharadita de pimienta negra molida

- ¼ de cucharadita de hojuelas de chile rojo

Preparación:

1. Enciende la olla instantánea, agregue mantequilla, presione el botón 'saltear / hierve a fuego lento', espera hasta que la mantequilla se derrita, agrega el ajo y cocina por 1 minuto o hasta que esté fragante.

2. Agrega los fideos de calabacín, mezcle hasta que estén cubiertos, cocine por 5 minutos o hasta que estén tiernos y sazone con sal y pimienta negra.

3. Presiona el botón 'mantener caliente', luego transfiera los fideos a un plato, cubra con queso y espolvoree con hojuelas de chile rojo.

4. Sire de inmediato.

Nutrición:

298 calorías

26 g de grasa

5 g de proteína

8. Soufflé de coliflor

Tiempo de preparación: 10 minutos.

Tiempo de cocción: 12 minutos.

Porciones: 6

Ingredientes:

- 1 gran cabeza de coliflor

- 2 huevos

- 2 cucharadas de crema espesa

- 2 onzas de queso crema

- 1/2 taza de crema agria

- 1/2 taza de queso Asiago

- 1 taza de queso cheddar fuerte, rallado

- ¼ de taza de cebollino

- 2 cucharadas de mantequilla, sin sal

- 6 rebanadas de tocino, sin azúcar, cocidas, desmenuzadas

- 1 taza de agua

Preparación:

1. Rompe los huevos en un procesador de alimentos, agregue crema espesa, crema agria, queso crema y quesos y presione hasta que quede suave. Agrega los floretes de coliflor, presiona durante 2 segundos o hasta que estén doblados y gruesos, luego agregue la mantequilla y las cebolletas y presione durante otros 2 segundos.

2. Encienda la olla instantánea, vierta agua e inserte un soporte de salvamanteles. Vierta la mezcla de coliflor en una cazuela redonda engrasada que quepa en la olla instantánea, alise la parte superior y coloque la fuente en el soporte del salvamanteles.

3. Cierre la olla instantánea con su tapa en la posición sellada, luego presione el botón 'manual', presione '+/-' para establecer el tiempo de cocción en 12 minutos y cocine a alta presión; cuando aumenta la presión en la olla, se pone en marcha el temporizador de cocción.

4. Cuando suene la olla instantánea, presione el botón 'mantener caliente', libere la presión de forma natural durante 10 minutos, luego libere la presión rápidamente y abra la tapa. Saque la cazuela, cubra con tocino y sirva.

Nutrición:

342 calorías

28 g de grasa

17 g de proteína

9. Deliciosa cazuela de coliflor

Tiempo de preparación: 15 minutos.

Tiempo de cocción: 35 minutos.

Porciones: 4

Ingredientes:

- 1 coliflor de cabeza grande

- 2 cucharadas. manteca

- 2 onzas. queso crema

- 1¼ taza de queso cheddar fuerte

- 1 taza de crema espesa

- ¼ taza de cebolleta

Preparación:

1. Precalienta el horno a 350 °F.

2. En una olla grande con agua hirviendo, mezcla los floretes de coliflor y cocina por unos 2 minutos.

3. Escurra la coliflor y reserva.

4. Para salsa de queso: en una sartén mediana, agrega la mantequilla a fuego medio-bajo y cocine hasta que se derrita.

5. Agrega el queso crema, 1 taza de queso cheddar, la crema espesa, la sal y la pimienta negra y cocina hasta que se derrita y esté suave, revolviendo continuamente.

6. Retira del fuego y dejar a un lado para que se enfríe un poco.

7. En una fuente para hornear, coloca los floretes de coliflor, la salsa de queso y 3 cucharadas. de cebolleta y revuelva para combinar bien.

8. Espolvorea con el queso cheddar restante y la cebolleta.

9. Hornea por unos 30 minutos.

10. Retira la cazuela del horno y déjela a un lado durante unos 5-10 minutos antes de servir.

11. Corta en 4 porciones iguales y sirve.

Nutrición:

365 calorías

5,6 g de carbohidratos

12 g de proteína

Chapter 2.   Recetas para el almuerzo

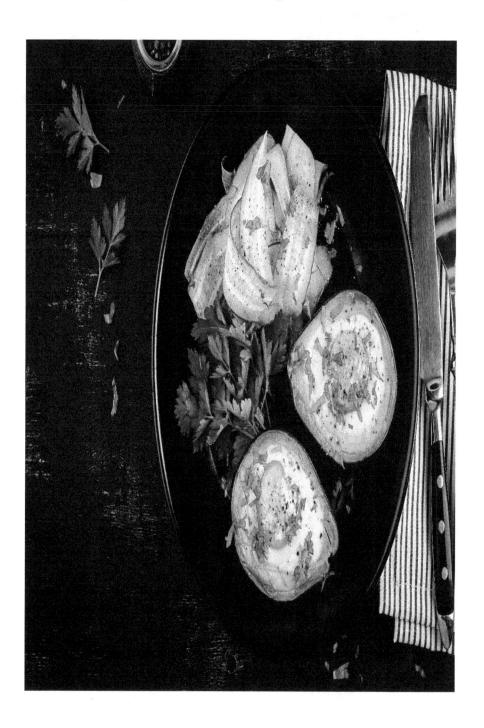

10. Fideos cremosos de calabacín

Tiempo de preparación: 15 minutos.

Tiempo de cocción: 10 minutos.

Porciones: 6

Ingredientes:

- 1¼ tazas de crema batida espesa

- ¼ de taza de mayonesa

- 30 onzas de calabacín, en espiral con hoja C

- 3 onzas de queso parmesano rallado

- 2 cucharadas de hojas de menta fresca

- 2 cucharadas de mantequilla derretida

Preparación:

1. En una sartén, agrega la crema espesa y deje hervir.

2. Baje el fuego a bajo y cocine hasta que se reduzca a la mitad.

3. Agrega la mayonesa, la sal y la pimienta negra y cocina hasta que la mezcla esté lo suficientemente caliente.

4. Agrega los fideos de calabacín y revuelva suavemente para combinar.

5. Agrega el queso parmesano e inmediatamente retira del fuego.

6. Divida los fideos de calabacín en 4 platos para servir e inmediatamente, rocíe con la mantequilla derretida.

Nutrición:

249 calorías

23 g de grasa

1,7 g de fibra

11. Brócoli con pimientos morrones

Tiempo de preparación: 15 minutos.

Tiempo de cocción: 10 minutos.

Porciones: 6

Ingredientes:

- 2 cucharadas de mantequilla

- 2 dientes de ajo picados

- 1 cebolla amarilla grande, en rodajas

- 3 pimientos rojos grandes

- 2 tazas de floretes de brócoli pequeños

- 1 cucharada de salsa de soja baja en sodio

- ¼ de taza de caldo de verduras casero

Preparación:

1. En un wok grande, derrita el aceite de mantequilla a fuego medio y saltee el ajo durante aproximadamente 1 minuto.

2. Agrega las verduras y sofríe durante unos 5 minutos.

3. Agrega el caldo y la salsa de soja y saltee durante unos 4 minutos o hasta que las verduras estén cocidas.

4. Agrega la pimienta negra y retira del fuego.

5. Servir caliente.

Nutrición:

74 calorías

4,1 g de grasa

2,1 g de proteína

12. Camarones en salsa crema

Tiempo de preparación: 20 minutos.

Tiempo de cocción: 15 minutos.

Porciones: 4

Ingredientes:

Camarón:

- ½ onza de queso parmesano Reggiano, rallado

- 1 huevo orgánico grande

- 2 cucharadas de harina de almendras

- ½ cucharadita de polvo de hornear orgánico

- ¼ de cucharadita de curry en polvo

- 1 cucharada de agua

- 1 libra de camarones

- 3 cucharadas de mantequilla sin sal

Salsa cremosa:

- 2 cucharadas de mantequilla sin sal

- ½ de cebolla amarilla pequeña, picada

- 1 diente de ajo finamente picado

- ½ taza de crema espesa

- 1/3 taza de queso cheddar rallado

- 2 cucharadas de perejil fresco picado

Preparación:

Para camarones:

1. Agrega todos los ingredientes (excepto los camarones) y la mantequilla en un tazón y mezcle hasta que estén bien combinados.

2. Agrega los camarones y cúbrelos con la mezcla de queso generosamente.

3. Derrita la mantequilla en una sartén a fuego medio y sofría los camarones durante unos 3-4 minutos o hasta que estén dorados por todos lados.

4. Con una espumadera, transfiera los camarones a un plato.

Para la salsa:

5. Derrita la mantequilla en otra sartén a fuego medio-bajo y saltee la cebolla durante unos 3-5 minutos.

6. Agrega el ajo y saltee durante aproximadamente 1 minuto.

7. Reduzca el fuego a bajo y agregue la crema espesa y el queso cheddar hasta que estén bien combinados.

8. Cocina durante aproximadamente 1 a 2 minutos, revolviendo continuamente.

9. Agrega los camarones cocidos, el perejil, la sal y la pimienta negra y cocine durante aproximadamente 1 a 2 minutos.

10. Retira la sartén con la mezcla de camarones del fuego y transfiérala a los platos para servir.

11. Sirve caliente.

Nutrición:

410 calorías

29 g de grasa

32 g de proteína

13. Vieiras en salsa de ajo

Tiempo de preparación: 15 minutos.

Tiempo de cocción: 13 minutos.

Porciones: 4

Ingredientes:

- 1¼ libras de vieiras frescas

- 4 cucharadas de mantequilla, divididas

- 5 dientes de ajo picados

- ¼ taza de caldo de pollo casero

- 1 taza de crema espesa

- 1 cucharada de jugo de limón fresco

- 2 cucharadas de perejil fresco

Preparación:

1. Espolvorea las vieiras uniformemente con sal y pimienta negra.

2. Derrite 2 cucharadas de mantequilla en una sartén grande a fuego medio-alto y cocine las vieiras durante aproximadamente 2-3 minutos por lado.

3. Voltea las vieiras y cocine por unos 2 minutos más.

4. Con una espumadera, transfiera las vieiras a un plato.

5. Ahora, derrita la mantequilla restante en la misma sartén a fuego medio y saltee el ajo durante aproximadamente 1 minuto.

6. Vierte el caldo y deje hervir suavemente.

7. Cocina durante unos 2 minutos.

8. Agrega la crema y cocine durante aproximadamente 1 a 2 minutos o hasta que espese un poco.

9. Agrega las vieiras cocidas y el jugo de limón y retire del fuego.

10. Adorna con perejil fresco y sirva caliente.

Nutrición:

435 calorías

33g de grasa

25g de proteína

14. Pollo de mantequilla

Tiempo de preparación: 15 minutos.

Tiempo de cocción: 28 minutos.

Porciones: 5

Ingredientes:

- 3 cucharadas de mantequilla sin sal

- 1 cebolla amarilla mediana, picada

- 2 dientes de ajo picados

- 1 cucharadita de jengibre fresco picado

- 1½ libras de pechugas de pollo alimentadas con pasto

- 2 tomates, finamente picados

- 1 cucharada de garam masala

- 1 cucharadita de chile rojo en polvo

- 1 cucharadita de comino molido

- 1 taza de crema espesa

- 2 cucharadas de cilantro fresco

Preparación:

1. Cocina la mantequilla en un wok grande a fuego medio-alto y saltee las cebollas durante unos 5-6 minutos.

2. Ahora, agrega el jengibre y el ajo y saltee durante aproximadamente 1 minuto.

3. Agrega los tomates y cocine durante unos 2-3 minutos, triturando con el dorso de una cuchara.

4. Agrega las especias de pollo, la sal y la pimienta negra, y cocine durante aproximadamente 6 a 8 minutos o hasta que el pollo esté cocido deseado.

5. Rocía la crema espesa y cocine durante unos 8-10 minutos más, revolviendo ocasionalmente.

6. Adorna con cilantro fresco y sirva caliente.

Nutrición:

507 calorías

33 g de grasa

41 g de proteína

15. Ensalada de tomate y mozzarella

Tiempo de preparación: 15 minutos.

Tiempo de cocción: 0 minutos

Porciones: 8

Ingredientes:

- 4 tazas de tomates Cherry

- 1½ libras de queso mozzarella

- ¼ de taza de hojas de albahaca fresca

- ¼ taza de aceite de oliva

- 2 cucharadas de jugo de limón fresco

- 1 cucharadita de orégano fresco

- 1 cucharadita de perejil fresco

- 3 gotas de stevia líquida

Preparación:

1. En una ensaladera, mezcla los tomates, la mozzarella y la albahaca.

2. En un tazón pequeño, agrega los ingredientes restantes y bata hasta que estén bien combinados.

3. Colca el aderezo sobre la ensalada y revuelva para cubrir bien.

4. Sirve inmediatamente.

Nutrición:

87 calorías

7,5 g de grasa

2,4 g de proteína

16. Ensalada de pepino y tomate

Tiempo de preparación: 15 minutos.

Tiempo de cocción: 0 minutos

Porciones: 8

Ingredientes:

Ensalada:

- 3 pepinos ingleses grandes

- 2 tazas de tomates

- 6 tazas de lechuga

Vendaje:

- 4 cucharadas de aceite de oliva

- 2 cucharadas de vinagre balsámico

- 1 cucharada de jugo de limón fresco

Preparación:

1. Para ensalada: En un tazón grande, mezcle los pepinos, la cebolla, los pepinos.

2. Para aderezo: En un tazón pequeño, agrega todos los ingredientes y bata hasta que estén bien combinados.

3. Coloca el aderezo sobre la ensalada y revuelva para cubrir bien.

4. Sirve inmediatamente.

Nutrición:

86 calorías

7,3 g de grasa

1,1 g de proteína

17. Ensalada de pollo y fresas

Tiempo de preparación: 20 minutos.

Tiempo de cocción: 16 minutos.

Porciones: 8

Ingredientes:

- 2 libras de pechugas de pollo deshuesadas y sin piel alimentadas con pasto

- ½ taza de aceite de oliva

- ¼ taza de jugo de limón fresco

- 2 cucharadas de eritritol granulado

- 1 diente de ajo picado

- 4 tazas de fresas frescas

- 8 tazas de espinacas frescas, cortadas

Preparación:

1. Mezcla aceite, jugo de limón, eritritol granulado, ajo, sal y pimienta negra.

2. En una bolsa de plástico grande con cierre, transfiera el pollo y ¾ taza de adobo.

3. Sella la bolsa y agite para cubrir bien.

4. Refrigera toda la noche.

5. Cubre el tazón de la marinada restante y refrigere antes de servir.

6. Precalienta la parrilla a fuego medio. Engrase la rejilla de la parrilla.

7. Saca el pollo de la bolsa y desecha la marinada.

8. Coloque el pollo en la parrilla y cocine a la parrilla, tapado durante unos 5 a 8 minutos por lado.

9. Retire el pollo de la parrilla y córtelo en trozos pequeños.

10. En un tazón grande, agregue los trozos de pollo, las fresas y las espinacas y mezcle.

11. Coloque la marinada reservada y revuelva para cubrir.

12. Servir inmediatamente.

Nutrición:

356 calorías

21,4 g de grasa

34,2 g de proteína

18. Ensalada de salmón

Tiempo de preparación: 15 minutos.

Tiempo de cocción: 0 minutos

Porciones: 8

Ingredientes:

- 12 huevos orgánicos duros

- 1 libra de salmón ahumado

- 3 tallos de apio

- 1 cebolla amarilla

- 4 cucharadas de eneldo fresco

- 2 tazas de mayonesa

- 8 tazas de hojas frescas de lechuga

Preparación:

1. Incorpora todos los ingredientes (excepto las hojas de lechuga) y revuelve suavemente para combinar.

2. Cubre y refrigere para enfriar antes de servir.

3. Divide la lechuga en platos para servir y cubra con la ensalada de salmón.

4. Sirve inmediatamente.

Nutrición:

539 calorías

49,2 g de grasa

19,4 g de proteína

Chapter 3.   Recetas de sopas

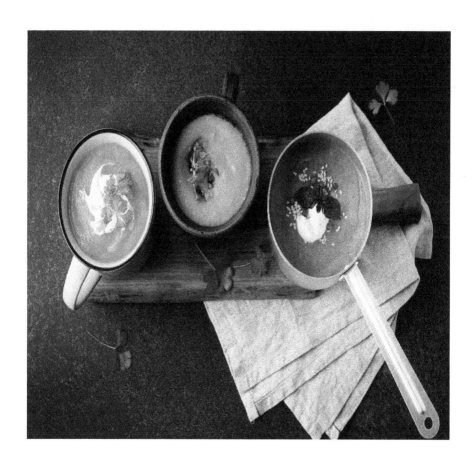

19. Sopa dulce de curry de rutabaga

Tiempo de preparación: 15 minutos.

Tiempo de cocción: 19 minutos.

Porciones: 4

Ingredientes:

- 2 cucharadas de aceite de almendras

- 2 cucharadas de mantequilla

- 2 dientes de ajo

- ¼ de bulbo de colinabo

- 1 ½ tazas de leche de coco

- 1 ½ tazas de caldo de verduras

- 1 cucharada de pasta de curry rojo

- Sal y pimienta negra al gusto

- Xilitol al gusto

- 1 taza de espinacas tiernas

- 1 taza de queso cheddar rallado

- 1 cucharada de cilantro fresco picado para decorar

Preparación:

1. Calienta el aceite de almendras y la mantequilla en una olla y saltee el ajo hasta que esté fragante, 30 segundos.

2. Mezcla el colinabo, la leche de coco, el caldo de verduras, la pasta de curry rojo, la sal, la pimienta negra y el xilitol. Cubra, deje hervir

y luego cocine a fuego lento durante 10 a 15 minutos o hasta que los colinabos estén tiernos.

3. Abra y licúa la sopa hasta que quede suave.

4. Agrega las espinacas, cocine a fuego lento durante 2 a 3 minutos o hasta que las espinacas se marchiten. Sazona bien.

5. Sirve la sopa en tazones para servir, cubra con el queso cheddar, decora con cilantro y disfrútalo tibio.

Nutrición:

413 calorías

40 g de grasa

9,4 g de proteína

20. Sopa de tomate con sándwiches de queso a la parrilla

Tiempo de preparación: 18 minutos.

Tiempo de cocción: 38 minutos.

Porciones: 4

Ingredientes:

- 3 cucharadas de mantequilla sin sal

- 1 cucharada de aceite de almendras

- 1 lata (7 oz) de tomates triturados

- 2 cebollas blancas medianas

- 1 ½ tazas de agua

- Sal y pimienta negra al gusto

- 1 cucharadita de albahaca seca

- 8 rebanadas de pan bajas en carbohidratos

- 1 taza de queso gruyere

- ½ taza de queso Monterey Jack rallado

- 1 cucharada de albahaca fresca picada para decorar

Preparación:

1. Cocina 2 cucharadas de mantequilla en una olla y mezcle los tomates, las cebollas y el agua. Sazona con sal, pimienta negra, albahaca y hierva la mezcla. Reduce el fuego inmediatamente y cocine a fuego lento durante 30 minutos o hasta que el líquido se reduzca en un tercio.

2. Mientras tanto, derrita ¼ de cucharada de mantequilla en una sartén antiadherente a fuego medio y colóquelo en una rebanada de pan.

3. Agrega un cuarto de cada queso encima y cubra con otra rebanada de pan. Una vez que el queso comienza a derretirse y debajo del pan esté dorado, aproximadamente 1 minuto, voltee el sándwich. Cocina más durante 1 minuto más o hasta que el otro lado del pan también esté dorado.

4. Retira el sándwich a un plato y haga tres más de la misma manera. Luego, corte diagonalmente cada sándwich por la mitad.

5. Coloca la sopa de tomate en tazones para servir cuando esté lista, decore con las hojas de albahaca y sirva caliente con los sándwiches.

Nutrición:

285 calorías

25,2 g de grasa

12 g de proteína

21. Sopa fría de aguacate y judías verdes

Tiempo de preparación: 2 horas.

Tiempo de cocción: 11 minutos.

Porciones: 4

Ingredientes:

- 1 cucharada de mantequilla

- 2 cucharadas de aceite de almendras

- 1 diente de ajo

- 1 taza de judías verdes

- ¼ de aguacate

- 1 taza de crema espesa

- ½ taza de queso cheddar rallado

- ½ cucharadita de aminoácidos de coco

- Sal al gusto

Preparación:

1. Calienta la mantequilla y el aceite de almendras en una sartén grande y sofreír el ajo durante 30 segundos. Agrega las judías verdes y sofríe durante 10 minutos o hasta que estén tiernas.

2. Agrega la mezcla a un procesador de alimentos y cubra con el aguacate, la crema espesa, el queso cheddar, los aminoácidos de coco y la sal. Licúa los ingredientes hasta que quede suave.

3. Vierte la sopa en tazones para servir, cubra con envoltorios de plástico y enfríe en el refrigerador durante al menos 2 horas.

4. Disfrútalo después con una guarnición de queso cheddar blanco rallado.

Nutrición:

301 calorías

30 g de grasa

4,8 g de proteína

22. Sopa de coco tailandesa

Tiempo de preparación: 10 minutos.

Tiempo de cocción: 35 minutos.

Porciones: 4

Ingredientes:

- 3 pechugas de pollo

- 9 onzas leche de coco

- 9 onzas de caldo de pollo

- 2/3 cucharadas salsa de chile

- 18 onzas de agua

- 2/3 cucharadas de aminoácidos de coco

- 2/3 onzas de jugo de lima

- 2/3 cucharadita de jengibre molido

- ¼ de taza de salsa de pescado rojo bote

- Sal y pimienta

Preparación:

1. Corta las pechugas de pollo en rodajas finas. Hazlos del tamaño de un bocado.

2. En una olla grande, mezcla la leche de coco, el agua, la salsa de pescado, la salsa de chile, el jugo de lima, el jengibre, los aminoácidos de coco y el caldo. Lleva a hervir.

3. Incorpora los trozos de pollo. Luego reduce el fuego y cubra la olla, mientras hierve a fuego lento durante 30 minutos.

4. Retira las hojas de albahaca y sazone.

Nutrición:

227 calorías

17g de grasas

19 g de proteína

Chapter 4.   Recetas de acompañamientos y salsas

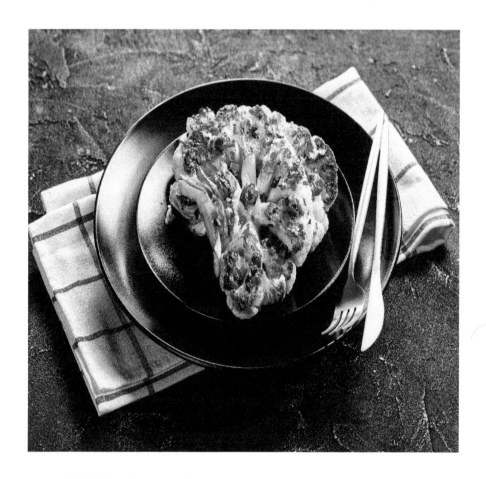

23. Dip de rancho

Tiempo de preparación: 1 hora.

Tiempo de cocción: 0 minutos

Porciones: 1

Ingredientes:

- 2 cucharadas de Condimento ranchero

- ½ taza de Crema agria.

- 1 taza de Mayonesa.

Preparación:

1. Mezcla todos los ingredientes y deja enfriar durante al menos una hora antes de servir.

Nutrición:

241 calorías

26 g de grasa

1 g de proteína

24. Salsa de aguacate

Tiempo de preparación: 10 minutos.

Tiempo de cocción: 0 minutos

Porciones: 1

Ingredientes:

- 2 onzas de Nueces de pistacho.

- 1 cucharadita de Sal.

- ¼ taza de Jugo de lima.

- 2 cucharadas de Ajo.

- ¼ taza de Agua.

- 2/3 taza de Aceite de oliva.

- 1 Aguacate.

- 1 taza de Perejil o cilantro fresco.

Preparación:

1. Usa un procesador de alimentos o una licuadora para mezclar todos los ingredientes hasta que estén suaves, excepto los pistachos y el aceite de oliva.

2. Agrega estos al final y mezcle bien. Si la mezcla está un poco espesa, agrega un poco más de aceite o agua.

Nutrición:

490 calorías

50 g de grasa

5 g de proteína

25. Aderezo de queso azul

Tiempo de preparación: 1 hora.

Tiempo de cocción: 0 minutos

Porciones: 1

Ingredientes:

- 2 cucharadas de Perejil fresco.

- 1 cucharadita de Pimienta negra.

- 1 cucharadita de Sal

- ½ taza de Crema batida espesa.

- ½ taza de Mayonesa

- ¾ de taza de Yogur griego.

- 5 onzas de Queso azul

Preparación:

1. Divide el queso azul en trozos pequeños en un tazón grande. Agrega la crema espesa, la mayonesa y el yogur.

2. Mezcla el perejil, la sal y la pimienta y deja reposar el aderezo durante una hora para que los sabores se mezclen bien. Este aderezo estará bien en el refrigerador durante tres días.

Nutrición:

477 calorías

47g de grasa

10 g de proteína

26. Aderezo de salsa

Tiempo de preparación: 1 hora.

Tiempo de cocción: 0 minutos

Porciones: 1

Ingredientes:

- 1 cucharada de Ajo picado.

- 1 cucharadita de Chile en polvo.

- 3 cucharadas de Vinagre de sidra de manzana.

- 2 cucharadas de Mayonesa.

- 2 cucharadas de Crema agria.

- ¼ taza de Aceite de oliva.

- ½ taza de Salsa.

Preparación:

1. Mezcla todos los ingredientes en un tazón grande. Vierte en un frasco de vidrio y deja enfriar el aderezo en el refrigerador durante al menos una hora.

Nutrición:

200 calorías

21g de grasa

1 g de proteína

Chapter 5.   Recetas para la cena

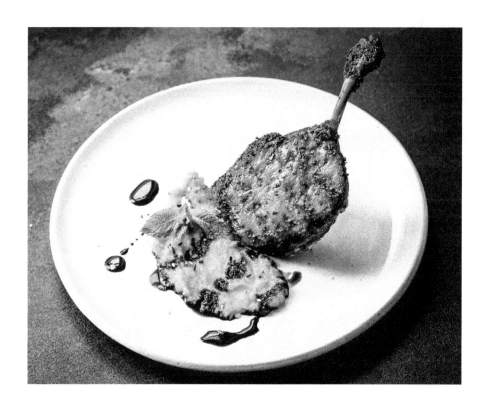

27. Muslos de pollo crujientes

Tiempo de preparación: 18 minutos.

Tiempo de cocción: 32 minutos

Porciones: 4

Ingredientes:

- 4 muslos de pollo

- 1/4 cucharadita pimienta negra

- 1 cucharadita de albahaca seca

- 1 cucharadita de orégano seco

- 1 cucharada de aceite de oliva

- 1 cucharadita de pimentón

Direcciones:

1. Seca los muslos de pollo y frótalos con aceite de oliva, sal, pimienta negra, pimentón, albahaca y orégano.

2. Precalienta tu horno a 410 grados F. Cubre una bandeja para hornear con un trozo de papel pergamino.

3. Hornea los muslos de pollo hasta que estén dorados por todos lados durante 40 a 45 minutos.

Nutrición:

408 calorías

18 g de grasa

28 g de proteína

28. Filete de pollo con coles de Bruselas

Tiempo de preparación: 8 minutos.

Tiempo de cocción: 11 minutos.

Porciones: 4

Ingredientes:

- 3/4 de libra de pechugas de pollo

- 1/2 cucharadita de chile ancho en polvo

- 1/2 cucharadita de granos de pimienta negra enteros

- 1/2 taza de cebollas picadas

- 1 taza de caldo de verduras

- 2 cucharadas de aceite de oliva

- 1 ½ libra de coles de Bruselas

- 1/4 cucharadita de sal de ajo

- 1 diente de ajo, picado

- 1 cucharadas de vino de Oporto

Preparación:

1. Calienta 1 cucharada de aceite en una sartén a fuego medio-alto. Saltea las coles de Bruselas durante unos 3 minutos o hasta que estén doradas por todos lados. Sal al gusto y reserva.

2. Calienta la cucharada restante de aceite de oliva. Cocina el ajo y el pollo durante unos 3 minutos.

3. Agrega las cebollas, el caldo de verduras, el vino, el chile Ancho en polvo y los granos de pimienta negra; llevar a hervir. Luego, reduce la temperatura a fuego lento y continúa cocinando durante 4 a 5 minutos más.

4. Vuelve a colocar las coles de Bruselas reservadas en la sartén.

Nutrición:

399 calorías

12 g de grasa

33 g de proteína

29. Pechugas de pollo con salsa de mostaza

Tiempo de preparación: 12 minutos.

Tiempo de cocción: 14 minutos.

Porciones: 4

Ingredientes:

- 1/4 taza de caldo de verduras

- Sal y pimienta para probar

- 1/2 taza de perejil fresco

- 1/2 taza de crema batida espesa

- 1/2 taza de cebollas picadas

- 2 dientes de ajo picados

- 1/4 taza de vino Marsala

- 2 cucharadas de mostaza morena

- 1 cucharada de aceite de oliva

- 1 libra de pechugas de pollo, en mariposa

Preparación:

1. Precalienta el aceite en una sartén a fuego moderado. Cocina las pechugas de pollo durante unos 6 minutos; sazona con sal y pimienta al gusto y reserva.

2. Cocina la cebolla y el ajo hasta que esté fragante o unos 5 minutos. Agregue el vino para raspar los trozos que puedan estar pegados al fondo de su sartén.

3. Hervir el caldo. Incorporar la nata, la mostaza y el perejil.

Nutrición:

402 calorías

15 g de grasa

29 g de proteína

30. Repollo a la China con pavo

Tiempo de preparación: 22 minutos

Tiempo de cocción: 24 minutos.

Porciones: 4

Ingredientes:

- 1 libra de pavo, molido

- rodajas de tocino ahumado, picado

- 1 libra de col china, finamente picada

- 1 cucharada de aceite de sésamo

- 1/2 taza de cebollas picadas

- 1 cucharadita de pasta de jengibre y ajo

- tomates maduros, picados

- 1 cucharadita de polvo de cinco especias

Preparación:

1. Precalienta el aceite en un wok a fuego moderado. Cocina las cebollas hasta que estén tiernas y translúcidas.

2. Ahora, agrega los ingredientes restantes y deje hervir. Reducir la temperatura a media-baja y tapar parcialmente.

3. Reduce el fuego a medio-bajo y cocina 30 minutos más, desmenuzando el pavo y el tocino con un tenedor.

Nutrición:

399 calorías

17 g de grasa

34 g de proteína

31. Albóndigas de pavo fáciles

Tiempo de preparación: 11 minutos.

Tiempo de cocción: 13 minutos.

Porciones: 4

Ingredientes:

Para albóndigas:

- 1/3 taza de queso Colby, recién rallado

- 3/4 de libra de pavo molido

- 1/3 cucharadita de polvo de cinco especias

- 1 huevo

Para la salsa:

- 1/3 taza de agua

- 1/3 taza de vinagre de champán

- cucharadas de salsa de soja

- 1/2 taza de Swerve

- 1/2 taza de salsas de tomate

- 1/2 cucharadita pimentón

- 1/3 cucharadita goma de guar

Preparación:

1. Combina bien todos los ingredientes para las albóndigas. Enrolla la mezcla en bolas y dórelas hasta que se doren por todos lados.

2. En una cacerola, mezcla todos los ingredientes de la salsa y cocina hasta que la salsa se espese, batiendo continuamente.

3. Incorpora las albóndigas a la salsa y continúa cocinando, parcialmente tapado, durante unos 10 minutos.

Nutrición:

408 calorías

19 g de grasa

35 g de proteína

32. Pollo con salsa mediterránea

Tiempo de preparación: 4 minutos.

Tiempo de cocción: 16 minutos.

Porciones: 6

Ingredientes:

- 1 barra de mantequilla
- ½ libra de pechugas de pollo
- cucharaditas de vinagre de vino tinto
- ½ cucharada de aceite de oliva
- 1/3 taza de perejil italiano fresco, picado
- cucharada de ajo verde
- 2 cucharadas de cebolla morada
- Sal marina en escamas y pimienta negra molida, al gusto

Preparación:

1. En una sartén de hierro fundido, calienta el aceite a fuego moderado. Dorar el pollo durante 10 a 12 minutos o hasta que ya no esté rosado. Sazonar con sal y pimienta negro.

2. Agrega la mantequilla derretida y continúa cocinando hasta que esté completamente caliente. Agrega el ajo verde, la cebolla y el perejil italiano; déjalo cocinar de 3 a 4 minutos más.

3. Mezclar con vinagre de vino tinto y retirar del fuego.

Nutrición:

411 calorías

21g de grasa

36 g de proteína

33. Muslos de pavo asado fácil

Tiempo de preparación: 1 hora.

Tiempo de cocción: 40 minutos.

Porciones: 4

Ingredientes:

- 2 muslos de pavo

- 1 ½ cucharada de aceite de sésamo

- 1 cucharada de condimento para aves

Para la salsa:

- 1 onza de requesón

- 1 onza de crema agria entera

- aguacate pequeño, deshuesado y triturado

- cucharadas de perejil fresco, finamente picado

- 1 cucharadita de jugo de limón fresco

- 1/3 cucharadita de sal marina

Preparación:

1. Seca los muslos de pavo con palmaditas y espolvoree con el condimento para aves.

2. Unta una bandeja para hornear con aceite de sésamo.

3. Coloca las baquetas de pavo en la bandeja para hornear.

4. Asa en el horno precalentado a 350 grados F durante aproximadamente 1 hora y 30 minutos, girando la sartén a la mitad del tiempo de cocción.

5. Mientras tanto, prepara la salsa batiendo todos los ingredientes de la salsa.

Nutrición:

415 calorías

12 g de grasa

26 g de proteína

34. Pechugas de pollo con hierbas

Tiempo de preparación: 18 minutos.

Tiempo de cocción: 24 minutos.

Porciones: 8

Ingredientes:

- 4 pechugas de pollo

- 1 pimiento italiano

- 10 aceitunas negras, sin hueso

- ½ taza de caldo de verduras

- dientes de ajo, prensados

- 2 cucharadas de aceite de oliva

- 1 cucharada de Old Sub Sailor

Preparación:

1. Frota el pollo con el ajo y el Old Sub Sailor; sal al gusto. Calentar el aceite en una sartén a fuego moderadamente alto.

2. Dorar el pollo hasta que esté dorado por todos lados, aproximadamente 5 minutos.

3. Agrega el pimiento, las aceitunas y el caldo de verduras y déjelo hervir. Disminuye el fuego a fuego lento y cocina, parcialmente cubierto, por 35 minutos adicionales.

Nutrición:

397 calorías

17 g de grasa

35 g de proteína

35. Rollo de pollo con queso y jamón serrano

Tiempo de preparación: 11 minutos.

Tiempo de cocción: 26 minutos.

Porciones: 2

Ingredientes:

- 1/2 taza de queso ricotta

- 4 rebanadas de prosciutto

- 1 libra de filete de pollo

- 1 cucharada de cilantro fresco

- 1 cucharadita de pimienta de cayena

Preparación:

1. Sazona el filete de pollo con sal y pimienta. Unta el queso ricotta sobre el filete de pollo; espolvorear con el cilantro fresco.

2. Enrollar y cortar en 4 trozos. Envuelve cada pieza con una rebanada de prosciutto; asegúralo con hilo de cocina.

3. Coloca el pollo envuelto en una bandeja para hornear forrada con papel pergamino. Ahora, hornea en el horno precalentado a 385 grados F durante aproximadamente 30 minutos.

Nutrición:

408 calorías

20 g de grasa

34 g de proteína

Chapter 6. Recetas de postres

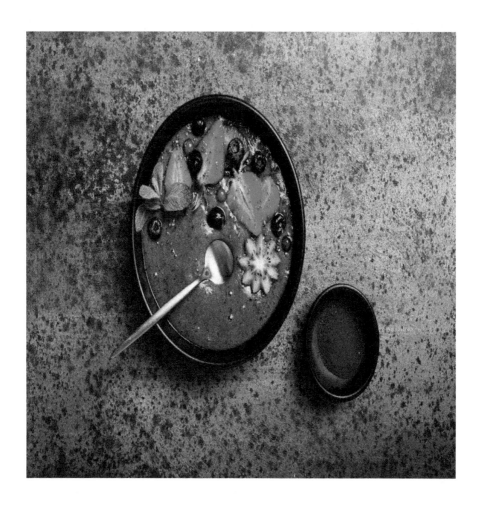

36. Fudge de mantequilla de maní

Tiempo de preparación: 10 minutos.

Tiempo de cocción: 5 minutos.

Porciones: 16

Ingredientes:

- 1½ tazas de mantequilla de maní cremosa y salada

- 1/3 taza de mantequilla

- 2/3 taza de eritritol en polvo

- ¼ de taza de proteína en polvo sin azúcar

- 1 cucharadita de extracto de vainilla orgánico

Preparación:

1. En una sartén pequeña, agrega la mantequilla de maní y la mantequilla a fuego lento y cocina hasta que se derrita y quede suave.

2. Agrega el eritritol y la proteína en polvo y mezcle hasta que quede suave.

3. Retira del fuego y agrega el extracto de vainilla.

4. Coloca la mezcla de dulce de azúcar en una fuente para hornear de 8x8 pulgadas forrada con papel para hornear de manera uniforme y con una espátula, alisa la superficie superior.

5. Congela durante unos 30 a 45 minutos o hasta que cuaje por completo.

6. Con cuidado, transfiere el dulce de azúcar a una tabla de cortar con la ayuda del papel pergamino.

7. Corta el dulce de azúcar en cuadrados de igual tamaño y sírvelo.

Nutrición:

184 calorías

16 g de grasa

10 g de proteína

37. Brownies de mascarpone

Tiempo de preparación: 15 minutos.

Tiempo de cocción: 28 minutos.

Porciones: 16

Ingredientes:

- 5 onzas de chocolate negro sin azúcar

- 4 cucharadas de mantequilla sin sal

- 3 huevos orgánicos grandes

- ½ taza de eritritol

- ¼ taza de queso mascarpone

- ¼ taza de cacao en polvo, cantidad dividida

- ½ cucharadita de sal

Preparación:

1. Precalienta el horno a 3750F.

2. Forra una bandeja para hornear de 9x9 pulgadas con papel pergamino.

3. En un tazón mediano apto para microondas, agrega el chocolate y cocina en el microondas a temperatura alta durante aproximadamente 2 minutos o hasta que se derrita por completo, revolviendo cada 30 segundos.

4. Agrega la mantequilla y cocina en el microondas durante aproximadamente 1 minuto o hasta que se derrita y esté suave, revolviendo una vez cada 10 segundos.

5. Retira del microondas y revuelva hasta que quede suave.

6. Dejar enfriar un poco.

7. En un tazón grande, agrega los huevos y el eritritol y con una batidora eléctrica, bate a velocidad alta hasta que esté espumoso.

8. Agrega el queso mascarpone y bate hasta que quede suave.

9. Agrega 2 cucharadas de cacao en polvo y sal y revuelve suavemente para combinar.

10. Ahora, tamiza el resto del cacao en polvo y revuelve hasta que esté bien combinado.

11. Agrega la mezcla de chocolate derretido a la mezcla de huevo y mezcla bien hasta que esté bien combinado.

12. Coloca la mezcla en la sartén preparada de manera uniforme.

13. Hornea por aproximadamente 25 minutos.

14. Retirar del horno y dejar enfriar completamente antes de cortar.

15. Con un cuchillo afilado, corta en cuadrados del tamaño deseado y sirva.

Nutrición:

93 calorías

9,2 g de grasa

3 g de proteína

38. Muffins de calabacín

Tiempo de preparación: 15 minutos.

Tiempo de cocción: 15 minutos.

Porciones: 4

Ingredientes:

- 4 huevos orgánicos

- ¼ taza de mantequilla sin sal, derretida

- ¼ de taza de agua

- 1/3 taza de harina de coco

- ½ cucharadita de polvo de hornear orgánico

- ¼ de cucharadita de sal

- 1½ tazas de calabacín rallado

- ½ taza de queso parmesano, rallado

- 1 cucharada de orégano fresco, picado

- 1 cucharada de tomillo fresco picado

- ¼ taza de queso cheddar rallado

Preparación:

1. Precalienta el horno a 400°F.

2. Engrasa ligeramente 8 moldes para muffins.

3. Agrega los huevos, la mantequilla y el agua en un tazón y bate hasta que estén bien combinados.

4. Agrega la harina, el polvo de hornear y la sal y mezcla bien.

5. Agrega los ingredientes restantes, excepto el queso cheddar, y mezcla hasta que estén combinados.

6. Coloca la mezcla en moldes para muffins preparados de manera uniforme.

7. Hornea durante aproximadamente 13 a 15 minutos o hasta que la parte superior de los muffins se dore.

8. Retira el molde para muffins del horno y colócalo sobre una rejilla durante 10 minutos.

9. Invierta con cuidado los muffins en una fuente y sírvalos tibios.

Nutrición:

287 calorías

23 g de grasa

13,2 g de proteína

39. Bollos de semillas de amapola de limón

Tiempo de preparación: 15 minutos.

Tiempo de cocción: 20 minutos.

Porciones: 6

Ingredientes:

- ¾ taza de harina de almendras blanqueada

- ¼ de taza de harina de lino dorado

- 1/3 taza de eritritol

- 2 cucharadas de semillas de amapola

- 1 cucharadita de polvo de hornear orgánico

- 3 huevos orgánicos grandes

- ¼ taza de crema espesa

- ¼ taza de mantequilla con sal, derretida

- 3 cucharadas de jugo de limón fresco

- 1 cucharadita de extracto de vainilla orgánico

- 20-25 gotas de stevia líquida

- 2 cucharaditas de ralladura de limón fresco, rallado finamente

Preparación:

1. Precalienta el horno a 350°F.

2. Forra 12 tazas de un molde para muffins con papel de revestimiento.

3. Agrega la harina, la harina de lino, las semillas de amapola, el eritritol y el polvo de hornear en un tazón y mezcla bien.

4. En otro tazón, agrega los huevos, la crema espesa y la mantequilla, y bate hasta que estén bien combinados.

5. Agrega la mezcla de huevo a la mezcla de harina y mezcle hasta que esté bien combinado y suave.

6. Agrega jugo de limón, extracto de vainilla orgánica y stevia líquida, y mezcla hasta que estén bien combinados.

7. Suavemente, agrega la ralladura de limón.

8. Coloca la mezcla en moldes para muffins preparados de manera uniforme.

9. Hornea durante aproximadamente 18 a 20 minutos o hasta que, al insertar una brocheta de madera en el centro, ésta salga limpia.

10. Retira el molde para muffins del horno. Déjalo enfriar sobre una rejilla.

11. Invierte con cuidado los muffins sobre una rejilla para enfriar completamente antes de servir.

Nutrición:

255 calorías

23 g de grasa

5 g de proteína

CPSIA information can be obtained
at www.ICGtesting.com
Printed in the USA
LVHW081642160621
690393LV00003B/48